I0070653

DES EAUX SALINES

ACIDULES

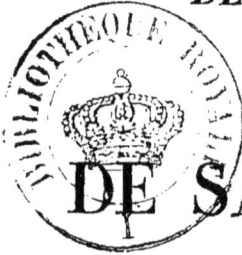

DE SAINT - ALBAN

(LOIRE),

ET DE LEUR VALEUR THÉRAPEUTIQUE;

PAR LE DOCTEUR NÉPPLE,

Médecin actuel de l'établissement.

Le nombre des malades qui se rendent annuellement à St-Alban est, terme moyen, de 7 à 800. Tous ne se mettent point sous la direction du médecin de l'établissement. Ainsi, sur les 800 buveurs de la saison dernière, 490 seulement ont été soumis à notre examen, sur ce nombre 295 étaient affectés de dermatoses et de scrophules dans les proportions suivantes :

Eczèmas avec ses variétés 67
Psoriasis, prurigos 65
Herpes furfureux 14
Pamphigus chronique, rupias, ecthymas . . 9
Acnées. 12

1

Erythèmes chroniques 35
Lupus 5
Syphilides pustuleuses, tuberculeuses, mentagres 14
Furoncles, érysipèles habituels 14
Ulcères variqueux, dartreux 12
Ephélides, vitiligo. 8
Scrophules, ophtalmies scrophuleuses, dartreuses 35

, Total 295

Quant aux 195 malades restant, nous les classerons ainsi :

48 affectés de gastralgie, dyspepsie, etc.

14 d'enterite chronique simple ou compliquée d'engorgement viscéraux.

54 de lésions de l'utérus, tels que métrite, engorgement, ulcérations, dysménorrhée, aménorrhée, metrorrhagie, etc.

10 d'affections des reins et de la vessie, avec ou sans graviers.

36 de pléthore générale ou locale, céphalalgie, congestions cérébrales.

12 de catarrhes pulmonaires, d'asthme, de phthisie.

21 d'affections indéterminées variées.

195
295

Total 490

Ainsi les maladies les plus fréquemment observées à St-Alban sont, en première ligne, celles de la peau, viènnent ensuite celles des voies digestives; puis les

affections de l'utérus, l'état pléthorique, la néphralgie,
et en dernier ordre quelques affections des voies aërièn-
nes. Avant d'aborder l'étude de l'action thérapeutique
des eaux dans les différens genres de maladies, dont
nous venons de. tracer le tableau, nous allons jeter un
coup d'œil sur les effets physiologiques que l'usage
de ces eaux détermine le plus ordinairement sur l'organisme. Cette connaissance préliminaire nous aidera
beaucoup à apprécier leur mode d'action curatif.

Nature physique et chimique des eaux.

Elles sont très-limpides, bouillonnantes à la source,
acidules avec un arrière-goût austère; leur température
est constamment de 15 degrés Réaumur. Les surfaces
sur lesquelles elles roulent sont couvertes d'un sédiment
ocracé; exposées au soleil, elles blanchissent promptement et se. couvrent d'une pellicule nacrée; puis d'aci-
dule qu'elles étaient, elles deviennent onctueuses et
salines, des taches d'un blanc-roussâtre difficile à
disparaître se forment constamment sur les verres avec
lesquels on les boit à la fontaine.

D'après l'analyse qu'en ont faite MM. Orphila, Barruel
et Soubeiran, un litre de cette eau contient :

Bi-carbonate de soude   1,213 grammes.
Bi-carbonate de chaux   0,894
Bi-carbonate de magnésie   0,423
Bi-carbonate de fer   0,038
Chlorure de sodium   0,032

Matière organique quantité indéterminée, quoique
assez considérable, se déposant à l'état glaireux et se
réduisant par la dessication en larges feuillets d'un tissu

blanchâtre, serré et assez résistant. Cette matière n'a ni goût ni odeur.

Gaz acide carbonique parfaitement pur , en aussi grande quantité que l'eau peut en dissoudre, en outre de la masse énorme du gaz libre qui s'en dégage sans interruption, et qui s'accroit chaque fois que la colonne barométrique descend.

On comprend de suite qu'une source qui renferme par litre deux grammes soixante centigrammes de principes salins, dont la plus grande partie se compose de soude et de magnésie; qui contient un peu de fer , de la matière organique, et qui se trouve saturée de gaz acide carbonique, doit jouir de propriétés actives bien tranchées; car plusieurs sources dont la réputation est européenne, celles de Plombières , par exemple , sont beaucoup moins riches en principes minéralisateurs.

Action physiologique des eaux sur l'organisme.

Les effets primitifs de l'usage des eaux en boisson, portent spécialement sur les organes digestifs dont ils activent et régularisent les fonctions; ainsi les digestions deviennent bientôt plus promptes et plus faciles ; la chylification plus complète , ce qui se prouve par le mode de défècation qui prend toujours plus de consistance, au point d'amener souvent la constipation. Mais on conçoit que cette action tonique astringente exercée sur le tube digestif, présentera d'abord des résultats un peu différents suivant l'état actuel de la muqueuse gastro-intestinale : ainsi quand il y a diarrhée, ou grande disposition des intestins au flux diarrhéique , bilieux ou autres, la première impression produite par les eaux sera d'augmenter le flux existant , ou de le faire naître quand il n'existe pas, mais pour très-peu de temps, après lequel le raffermissement du tissus muqueux se prononce.

Dans les cas ordinaires la constipation a lieu d'abord. Lorsque le malade en est fatigué, il est facile de la faire cesser en lui faisant prendre une certaine quantité de bouillon d'herbe concurremment avec les eaux. Ce n'est ordinairement qu'au bout de dix à douze jours que les intestins , participant au travail d'excitation organique générale qu'une grande consommation d'eau minérale fait naître à cette époque, commencent à être fluxionnés et qu'apparaissent des déjections variables quant à leur quantité et à leur qualité.

Ces premiers effets d'astriction sont dus à l'acide carbonique principalement; c'est à la présence de ce gaz qu'il faut rapporter également l'impression [favorable et, pour ainsi dire , tempérante que ressent primitivement l'estomac, et que l'eau minérale ne procure pas lorsqu'elle en est privée, ou plus ou moins dépouillée ; on en a la preuve dans les temps d'orage, lorsque la descente brusque et considérable du mercure baromètrique signale une grande réduction dans la pesanteur de l'atmosphère : le gaz de la source se trouvant alors moins comprimé s'échappe à gros bouillons d'une manière beaucoup plus bruyante et précipitée, qui a pour effet, en agitant l'eau profondément, de la désacidifier en partie, de la rendre plus saline et de lui donner un goût saumâtre dont l'estomac ne se trouve pas bien. Aussi lorsque les malades s'obstinent à en boire la même quantité que de coutume, il est rare qu'ils n'en éprouvent pas quelques accidents analogues à ceux d'une indigestion, tels que nausées , anorexie , gonflements épigastriques , coliques, évacuations alvines.

C'est par la même raison que l'eau bue à la source est plus agréable et plus digestible , que prise plus ou moins long-temps après qu'elle en a été tirée , parce qu'elle est plus chargée de gaz. En la buvant à la source on y trouve encore du fer tenu en solution dans un excès d'acide carbonique , mais qui se précipite rapidement par suite de l'évaporation du gaz.

La somnolence est encore un phénomène primitif de l'usage des eaux, qu'on doit attribuer à l'action du gaz carbonique. Cette somnolence s'accompagne d'un léger sentiment d'ivresse , auquel se joint de la céphalalgie chez les sujets disposés aux fluxions sanguines du côté de la tête. Les bains déterminent les mêmes effets , d'une manière encore plus prononcée que la simple boisson ; et probablement parce que l'atmosphère, renfermée dans l'étroit espace d'un cabinet de bain , contient une assez grande quantité de gaz, et que celui-ci n'a jamais plus de prise sur le cerveau que lorsqu'il est respiré par les fosses nasales , et simultanément en contact avec la peau. (1) Mais passé le premier septénaire cette somnolence décroît et se dissipe.

L'augmentation de la sécrétion urinaire souvent ne se manifeste pas de prime-abord : elle n'est même pas excitée chez les malades qui digèrent mal les eaux. Les

---

(1) D'ailleurs il faut joindre à ces causes, une température plus élevée et un renouvellement moins facile de l'air du cabinet.

individus qui boivent beaucoup, mais qui en même temps font beaucoup d'exercice urinent souvent moins que ceux qui en buvant en moindre quantité se tiennent en repos. Du reste, quelque nombreuses que soient les variations de la sécrétion urinaire pendant l'usage des eaux, il est constant qu'elle est presque toujours plus ou moins augmentée. Une jeune dame affectée depuis long-temps d'un purpura urticans intermittent, buvant, dans son lit, un littre d'eau minérale, dans l'espace d'une heure, rendait presqu'immédiatement une quantité d'urine supérieure à celle de la boisson, sans en retirer aucun avantage pour sa maladie, qui existe encore et que l'arsenic seul a pu rendre moins intense et moins fréquente dans ses retours.

Boire à la fontaine, à jeun, et faire en même temps autant d'exercice que les forces et la nature le permettent, telles sont les conditions nécessaires pour que les eaux passent bien, et puissent bien opérer organiquement (1). Lorsque l'estomac est intact, il peut supporter l'ingestion d'une quantité énorme de ces eaux, 30, 40 verrées et plus; mais une telle dose n'est jamais nécessaire et nous ne conseillons en aucun cas, de dépasser 25 verrées : 12 sont ordinairement le terme moyen.

Lorsqu'au bout de huit à dix jours, quelquefois plus tard, l'économie commence à se trouver saturée des principes minéralisateurs des eaux, il se manifeste alors d'autres phénomènes, qui se passent dans l'intimité de l'organisme, qui sont le résultat de la réaction de la vie

(1) Il est une autre condition non moins essentielle, c'est un certain degré de chaleur atmosphérique. Lorsque le temps est froid, l'eau minérale passe mal;parce que alors la soif n'est point excitée, la peau ne travaille pas, la boisson froide répugne.

organique contre l'excitation que fait naître dans tous les tissus le contact d'éléments non assimilables, et stimulants par leur nature propre.

Cette surexcitation réactive étant sous la dépendance de la plus ou moins grande activité du traitement, de la constitution des malades, et de la nature de leurs maladies, doit présenter de grandes différences sous le rapport de la durée, de l'intensité, et même du caractère. En général, elle consiste, non dans un travail positivement fébrile, quoique cela ait lieu quelquefois, mais plutôt dans un surcroît d'action de la vie organique, exprimé par un plus grand développement de chaleur, d'agitation nocturne, de sécheresse de la bouche, d'accélération du pouls ; par un certain degré d'aggravation dans la plupart des lésions existantes, phlegmasies chroniques, flux, éruptions cutanées, etc. Il y a plus, les flux supprimés reparaissent alors ; des blennorrhées qui semblaient guéries depuis nombre d'années reviennent inquiéter les malades ; en un mot, ainsi que le fait observer le docteur Goin, tous les vieux foyers pathologiques se réveillent et s'avivent sous l'influence des principes constituants des eaux dont l'organisation se trouve alors saturé. Mais l'acide carbonique reste presque étranger à ces phénomènes de réaction ; son action nous paraît trop instantanée, trop fugace pour aller au-delà des effets primitifs d'astriction des tissus, d'engourdissement cérébral(1).

(1) Ce que nous disons ici du gaz acide carbonique en boisson, n'infirme en rien les propriétés que nous lui avons reconnues dans son état d'isolement lorsqu'il est respiré ou porté directement sur un tissu. (Voyez n° d'octobre 1842, *Journal de Médecine de Lyon.*)

Notre confrère a écrit que cette surexcitation générale
était surtout caractérisée par ce qu'on appelle la poussée, c'est-à-dire, par un travail éruptif de toute la surface cutanée, sous forme érythémateuse, miliaire, vé-
siculeuse ou furonculeuse. Il nous semble avoir trop
généralisé l'apparition de ce phénomène; du moins,
quant à nous, nous ne l'avons observé qu'assez rarement pendant le cours de la saison passée. Les malades
qui s'attendent à voir survenir cette éruption, comme
le complément de leur traitement, comme la preuve la
plus certaine des bons effets qu'ils doivent retirer des
eaux, se trouvent trop désappointés de son absence, pour
qu'il ne soit pas convenable de leur épargner une pareille
déception. Cette poussée, d'ailleurs, ne nous paraît être
qu'un phénomène accidentel, amené par des prédispo-
sitions dermoïdes particulières, et qui n'est pas nécessairement un signe heureux, quoiqu'il le soit le plus
souvent.

Dans les maladies de la peau, qui exigent ordinairement une abondante boisson d'eau minérale, il y a presque toujours, il est vrai, aggravation momentanée de
l'éruption existante, et même extension de celle-ci sur
les régions intactes, mais pas de poussée d'un genre dif-
férent. Cette excitation de la peau n'a d'ailleurs rien de
commun avec la production de la sueur; celle-ci n'est
jamais un résultat de l'action des eaux, sinon d'une manière accidentelle.

Les malades qui ne prennent les eaux qu'en bains, ou
qui n'en usent que très-modérément en boisson, ne res-
sentent point la surexcitation dont nous venons de parler,
à moins qu'à raison de leurs maladies, et de l'irritabilité
de leur constitution ils ne s'y trouvent très-disposés.

Ce n'est guère que sous le bénéfice de ce travail organique général qu'on peut espérer de voir se déplacer ou
se résoudre un grand nombre d'affections anciennes et
rebelles. La tâche du médecin dans cette circonstance
n'est pas sans difficulté, car il a pour mission d'observer et de diriger ce travail médicateur de la manière la
plus profitable pour le malade, sans lui faire courir aucune chance fâcheuse, en ne poussant à une perturbation de ce genre que sur les indications les plus formelles.
Du reste, la production de ce phénomène complexe n'est
point particulière aux eaux de St-Alban : toutes les eaux
minérales sont plus ou moins dans le même cas ; et il en
est de même de toutes les médications altérantes, ou par
saturation d'un principe actif non assimilable.

En bains seulement, les eaux qui d'ailleurs ne doivent être prises qu'à la température de 18 à 25 degrés
Réaumur, ne produisent guère que des effets d'astriction
et de tonicité, qui de la peau se propagent lentement
aux autres tissus, rallentissant le pouls d'une manière
assez remarquable. Les personnes qui ne peuvent prendre des bains d'eau commune sans en ressentir un affaiblissement général, se trouvent au contraire dans un état
de force et de bien-être en sortant des eaux de St-
Alban.

En résumé, ce genre d'eau minérale agit sur l'organisme, d'abord comme tonique-astringent *sui generis ;*
puis secondairement comme excitant apéritif, ou plutôt
dépuratif.

Maintenant que nous avons une idée assez nette de
leur mode d'action physiologique, nous pourrons mieux
nous rendre compte des modifications que leur usage

imprime aux divers genres d'affections dont nous avons donné le relevé.

Dermatoses.

Depuis un temps immémorial les sources de St-Alban passent dans le pays, et dans un rayon fort étendu, pour jouir d'une vertu spéciale contre les affections dartreuses et strumeuses, quoiqu'elles ne contiennent pas un atôme de soufre. Aussi les dartreux y affluent toujours en grand nombre, de dix lieues à la ronde. Cette persistance qu'une même population met à fréquenter ces eaux, jointe à la confiance que leur accorde sous ce rapport, comme sous bien d'autres, les médecins des environs, ne permet pas de douter qu'elles ne soient réellement avantageuse contre les dermatoses. Reste à savoir maintenant dans quelles catégories de ces affections elles sont plus particulièrement indiquées.

Notre observation personnelle, d'accord en cela avec celle du docteur Goin, aidée de la connaissance de l'action générale des eaux sur l'organisme, nous a mis à même de juger d'une manière plus ou moins rigoureuse quel était le genre de dermatoses qui devaient en éprouver les modifications les plus heureuses.

Ainsi, celles-ci seront parfaitement indiquées dans les éruptions dartreuses, quelle que soit leur forme extérieure, lorsque ces éruptions, dans leur état chronique, coïncideront avec une constitution molle, lymphatique, veineuse; avec l'idiosyncrasie bilieuse, hémorroïdale, graveleuse; avec une diathèse humorale quelconque; la suppression d'un flux, n'importe son espèce; un état

cachectique peu avancé. Comme c'est dans cette catégorie qu'on rencontre le plus ordinairement les espèces
herpès, vésiculeuses, puro-vésiculeuses, bulleuses, pus-
tuleuses et tuberculeuses, c'est aussi contre elles que les
eaux se montrent le plus efficaces ; toutes ces éruptions
croûteuses humides qui se prolongent indéfiniment chez
les sujets lymphatiques, glanduleux, et plus ou moins
strumeux, après leur première enfance, non-seulement
sur la peau, mais sur le rebord des paupières, dans le
conduit auditif, à l'entrée des fosses nasales, etc., se
résolvent à coup sûr aux sources de Saint-Alban, parce
que la digestion, l'absorption intestinale, les sécrétions
dépuratoires et l'assimilation en souffrance y récupèrent
leur activité normale. En attaquant le mal dans sa cause
même ces eaux produisent des résultats aussi sûrs et
aussi durables qu'il est possible d'obtenir.

Les dartres qui dépendent de l'obésité, suite d'une vie
oisive et d'une alimentation trop succulente, chez les
individus d'un tempérament lymphatico-sanguin ; se
trouvent également bien des eaux. En voici un exemple :

PREMIÈRE OBSERVATION.

*Dartre érithémato-furfuracée, tendante au psoriasis
à large plaque.*

« Le sujet de cette observation est âgé de 50 ans ; sa
constitution est lymphatico-sanguine, sa peau blanche,
fine, très-épanouie en capillaires sanguins, qui forment
même de nombreuses arborisations; ses cheveux blonds
et rares, sa santé habituelle très-bonne ; mais depuis

quelque temps il se sent embarrassé et fatigué d'un surcroît considérable d'embonpoint, concentré surtout dans
la région abdominale : résultat probable d'une vie oisive,
sybaritique, et d'une alimentation habituelle de gastro-
nome raffiné.

« En 1840, M.... est atteint d'une fièvre tierce simple,
qui récidive trois fois dans l'espace de quarante jours, et
qui chaque fois est facilement supprimée par quelques
doses de sulfate de quinine.

« En 1841, le malade, qui depuis long-temps s'est blasé
sur toutes les jouissances de la vie, s'affecte beaucoup en
voyant son obésité s'accroître ; c'est alors qu'ils s'aper-
çoit que ses deux jambes deviennent le siége d'une
éruption par larges plaques, légèrement rugneuses, d'un
rouge peu vif, ne s'accompagnant que d'un prurit médiocre et d'une exudation peu apparente , non humide, se
réduisant en poussière. Cette éruption s'étend peu à peu,
toujours en plaques très-larges , sans formes arrêtées et
identiques, qui envahissent différentes parties du tronc,
tout en dominant sur les jambes.

« Quelques bains sulfureux, des boissons dépuratives
et un régime moins succulent ayant été mis en usage
sans amener aucun changement avantageux , le malade
est envoyé à Saint-Alban. Là , chaque matin , il prend
un bain de deux heures à l'eau commune, rendue mucilagineuse à l'aide d'une demi-livre de farine de lin ; de
plus, il boit 18 à 20 verrées d'eau minérale, savoir 12
à jeun, en faisant beaucoup d'exercice, et de 6 à 8 entre
le déjeûner et le dîner.

« L'eau minérale est bue avec plaisir, elle passe très-
bien, fait beaucoup uriner et ne produit aucun autre

phénomène appréciable , sinon un surcroît d'appétit , et au douzième jour, un peu d'avivement des plaques fur-furacées ; excitation suivie d'une résolution progressive.

« Après vingt-cinq jours de traitement le malade a perdu 12 à 15 livres de son poids ; il se sent plus fort, plus dispos, l'éruption est presque éteinte.

« Cette affection cutanée , fruit des influences combi-nées du tempérament et de l'hygiène vicieuse de l'individu, se trouvait dans les meilleures conditions possibles pour être combattue avec succès par les eaux de Saint-Alban : celles-ci devant redonner du ton et de la fixité aux tis-sus de cet organisme , rendus mous et irritables par l'exubérance des sucs nutritifs , activer les sécrétions et par cela même dégorger tous les capillaires rouges et blancs en état de pléthore , concourir à une élaboration du sang plus parfaite, plus apte à régénérer et harmoniser l'ensemble de la nutrition. Mais ce malade ne doit pas s'en tenir là ; qu'il vienne encore se retremper deux ou trois années aux mêmes sources, et surtout qu'il réforme son hygiène, s'il veut obtenir des résultats durables.

Les éruptions furonculeuses diparaissent également fort bien sous l'influence des eaux. Nous ne voulons point parler ici des furoncles isolés et ne se montrant que de loin en loin, mais d'une véritable éruption furon-culeuse permanente ; c'est-à-dire, se renouvelant sans cesse et développée sous l'empire d'une constitution hu-morale , de l'habitation dans des lieux humides , renfer-més , d'une alimentation de mauvaise qualité.

Nous avons vu s'améliorer rapidement deux rupias , un pemphigus chonique général , plusieurs dartres pus-tuleuses et puro-vésiculeuses mentagres.

. Quant au lupus rongeant , la médication par les eaux
seules serait tout-à-fait impuissante contre cette redou-
table espèce de dartre-chancre, mais en y joignant la
cautérisation réitérée , on peut en obtenir la cure radicale. Cinq individus atteints de cette affection se sont
présentés à notre observation la saison dernière ; trois,
du sexe masculin de 25 à 30 ans ; deux femmes , l'une
ayant 25 ans , l'autre 68.

Les trois hommes , tous trois porteurs d'esthionienc
ou lupus du nez , d'une médiocre activité , étaient à
peu près guéris ; c'était leur troisième année des eaux.
Le docteur Goin avait joint au traitement général la cautérisation par le nitrate de mercure.

Les deux femmes se présentaient à St-Alban pour la
première fois , après avoir subi sans succès divers traitements. Elles portaient sur la face , sur le nez et les lè-
vres, les traces hideuses de l'action destructive de la plus
maligne espèce de ce genre de dermatose ; chez toutes
deux le nez était presque détruit et , de plus , chez la
plus jeune, la lèvre supérieure était rongée jusqu'aux
gencives ; chez l'une et l'autre existaient sur les pom-
mettes des croûtes épaisses d'un blanc jaunâtre recou-
vrant des ulcérations superficielles , mais constamment
érosives, entourées d'une zone d'un rouge vif , luisant ,
formée dans le derme hypertrophié. Après avoir fait
tomber les croûtes à l'aide de cataplasmes émollients ,
nous touchâmes tous les trois ou quatre jours les surfaces ulcérées avec un bourdonnet de charpie bien im-
bibé de nitrate de mercure , ayant soin de faire appli-
quer sur les parties malades des cataplasmes de pulpe
de betterave ou de racine jaune, lorsque la cautérisation

avait produit une fluxion un peu vive, et seulement de l'onguent styrax dans les cas ordinaires ; les mettant d'ailleurs, pour toute médication, à l'usage des eaux, à la quantité de 15 à 25 verrées par jour. Après six cautérisations et 26 jours de traitement, ces deux malades sont reparties, non pas guéries, mais en voie de guérison ; c'est-à-dire, que l'érosion des surfaces malades s'était arrêtée dans la marche fatale qu'elle suivait depuis deux ans ; que les croûtes formées par l'exudation du derme malade s'étaient réduites à une très-légère sécrétion furfuracée ; que l'hypertrophie de la peau circonvoisine se résolvait et avait perdu sa teinte foncée et luisante. Une guérison solide pourra être obtenue chez ces deux malades, mais à la condition de la reprise du même traitement.

Syphilides.

Les dermatoses syphilitiques qui sont indiquées dans notre tableau, se composent principalement de la mentagre puro-vésiculeuse, de l'écthyma, de tubercules ulcérés. Parmi le petit nombre de cas concernant ces dernières formes, nous avons recueilli les deux observations suivantes :

OBSERVATION.

Syphilide tuberculeuse ulcérée d'une jambe.

« Un commis-voyageur, M. M..., âgé de 41 ans, exmilitaire, d'une forte constitution, suivant un régime assez intempérant, se trouvait fatigué, de temps en temps, par des accès très-supportables de dyspnée, lorsqu'il voit se développer pour la première fois, au commencement de 1841, plusieurs tubercules de la grosseur d'une noisette dans l'épaisseur du derme de la partie supérieure du mollet gauche, sans changement notable de couleur et sans douleur aucune. Le malade se trouvant à Paris, fut soumis à des frictions iodurées d'après l'avis d'un médecin distingué de la capitale. Ces frictions firent disparaître les tubercules en peu de temps, mais pour reparaître au bout de quelques mois. Entièrement négligés, par suite de la profession errante du sujet qui, d'ailleurs, ne s'assujétit à aucun régime convenable, ces tubercules envahissent une plus grande étendue de la peau, deviennent violacés au centre et sans se ramollir ni devenir plus douloureux, l'ulcération s'empare d'eux, ulcération qui présente tous les caractères des ulcères syphilitiques, tels que fond grisâtre, bords durs, taillés à pic et irrégulièrement, mais généralement se rapprochant de la forme ronde ; insensibilité, pus sanieux, odorant ; tandis que les premiers se cicatrisent spontanément, sans résolution de l'induration fondamentale, d'autres leur succèdent de proche en proche ; de telle sorte qu'aujourd'hui (juin 1842), les trois quarts de la jambe sont envahis par un mélange d'ulcères hideux, de tubercules naissants, de cicatrices dures et bosselées qui donnent au membre un aspect étrange et un volume considérable ; et cependant le malade peut encore marcher, sa santé générale est bonne, les fonctions digestives parfaites. Une diminution dans la suppuration amène toujours un peu de dyspnée.

« Quoique ce malade nous ait assuré que jamais il

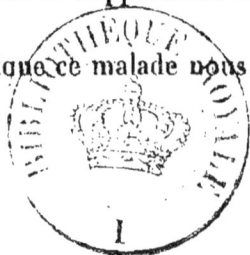

2

n'avait eu d'autre affection d'apparence vénérienne qu'une blennorrhagie contractée il y a 18 ans, lorsqu'il était militaire, blennorrhagie bénigne et de courte durée, nous ne croyons pas qu'on puisse ranger ces tubercules ulcérés dans une autre catégorie que celle des affections syphilitiques dégénérées.

« Dirigé sur Saint-Alban par le docteur Deviry, de Roanne, il y fut mis à l'usage des eaux, en boisson seulement, à la quantité de 25 à 30 verrées pendant vingt jours consécutifs ; il prit, en outre, deux purgations avec l'eau de sedlitz et plusieurs bains d'eau douce ; la jambe fut pansée successivement avec des cataplasmes émollients, des lotions chlorurées, le styrax (1).

« A son départ, l'aspect de la plaie avait beaucoup changé ; les ulcères étaient au niveau de la peau, leur fond n'était plus grisâtre, mais garni de bourgeons charnus donnant un pus louable ; plusieurs étaient cicatrisés et il ne s'en formait plus de nouveaux ; les portions indurées s'étaient affaissées et réduites en partie et semblaient marcher vers une résolution définitive ainsi que les plaies.

« Au dixième jour du traitement il s'était établi dans la partie malade un travail plus actif, une fluxion un peu douloureuse avec suppuration plus abondante et, d'abord, très-sanieuse ; travail d'excitation qui se maintint une huitaine de jours. Depuis son départ, nous avons perdu de vue ce malade, dont bien nous fâche ; peut-être le retrouverons-nous à Saint-Alban la saison prochaine. »

(1) Ce dernier pansement paraissait être le plus convenable.

OBSERVATION.

Syphilitique pustuleuse.

« M. M..., âgé de 30 ans, commis-voyageur, tempérament nervoso-bilieux, forte constitution, caractère violent, a été atteint, il y a sept à huit ans, de plusieurs blennorrhagies et d'un bubon qui a abcédé; soumis en différentes fois à des traitements mercuriels et sudorifiques, il a toujours abandonné trop promptement l'usage des préparations hydrargiriques, sous prétexte qu'elles le fatiguaient; les sudorifiques concentrés ont seuls été continués et repris pendant fort long-temps. Le malade était complètement débarrassé de tout symptôme syphilitique, lorsqu'il y a deux ans, il s'est développé, d'abord sur les hanches et les cuisses, puis sur les épaules et au front des groupes de pustules ayant tous les caractères des syphilides avec la forme de l'ecthyma : pustules de la largeur d'une lentille, à base dure d'un rouge cuivré, présentant, dans tout leur développement, un sommet blanchâtre renfermant sous l'épiderme ramolli une matière pultacée blanchâtre à couche très-mince se séchant au bout de quelques jours pour tomber en écailles minces avec l'épiderme et laissant à leur place une tache sans induration d'une nuance un peu plus brune que celle de la pustule à son début. Ces pustules se renouvellent sans cesse et les groupes deviennent de jour en jour plus considérables; les fonctions digestives commencent à se détériorer, la constitution perd de sa vigueur, le malade tombe dans l'hypocondrie.

« Plusieurs médecins distingués sont consultés, mais la divergence de leurs opinions jette le patient dans une telle perplexité qu'il n'ose commencer un traitement qui, d'avance, est blâmé par un des consultants. C'est dans ces circonstances et après deux ans d'une expectation pleine d'anxiété qu'il se décide à faire usage des eaux de St-Alban sur la recommandation d'un médecin de Tarare qui, déjà plusieurs fois, avait eu à se louer des bons effets de ces eaux contre les syphilides.

« Pendant l'espace d'un mois, le malade prend dix bains émollients, huit d'eau minérale et huit bains de vapeur par encaissement ; de plus, il boit chaque jour vingt verrées d'eau minérale pure.

« Au bout de dix à douze jours et avant l'usage de la vapeur, un travail général d'excitation commence à se manifester, la sécrétion urinaire est très-active, les selles ne le sont pas davantage ; le sommeil est moins bon, des aphtes se forment dans la bouche, le canal de l'urètre devient un peu douloureux et laisse suinter une mucosité séro-purulente. Le traitement est suspendu pendant quatre jours et repris ensuite de la même manière ; le renouvellement des pustules a diminué et, à la fin du traitement, les anciennes s'effacent.

» Un mois après son départ, M. M... m'écrit que ses boutons reviennent encore de temps en temps ; mais qu'au lieu de rester rouge brun, noirâtres et de persister fort long-temps comme autrefois, ils croissent rapidement avec une couleur d'un rouge vif, blanchissent bientôt au sommet, puis s'effacent sans laisser de tache. Il se plaint beaucoup de la persistance et de l'aggravation de l'écoulement uréthral et d'une recrudescence de tu-

meurs hémorrhoïdales. Dans notre réponse, nous lui
prescrivons un régime doux, peu copieux, du repos et
quelques bains tièdes simples, dans le cas seulement où
cette surexcitation se maintiendrait plusieurs jours encore au même degré. Depuis lors, nous n'avons plus eu
de ses nouvelles. »

L'état invétéré de ces deux malades a évidemment
reçu de l'usage des eaux une perturbation heureuse et
qui ne doit pas s'arrêter là, attendu que l'observation a
démontré que l'action médicatrice d'un traitement par
saturation, comme celui des eaux minérales, se prolonge toujours au moins trois à quatre mois une fois
qu'elle a commencé. Mais on comprend qu'une saison
seule ne peut pas suffire pour compléter la guérison
d'une maladie constitutionnelle et ancienne telle que celle
de ces deux sujets.

Les autres malades affectés de mentagre pustuleuse,
ont tous également vu leur éruption se modifier avanta-
geusement après avoir éprouvé une aggravation plus ou
moins forte.

Du reste, il est constant, d'après les observations réi-
térés du docteur Goin, d'après celles des médecins de
Roanne et des environs, que les affections syphilitiques
anciennes, signalées par l'existence des différents genres
de syphilides ; que celles surtout qui ont dégénéré sous
l'abus des mercuriaux, sont guéries très-fréquemment à
St-Alban ; que les blennorrhées existantes s'avivent toujours d'une manière souvent très-pénible ; que celles
qui ont disparu reparaissent alors quelquefois, de même
que d'anciens ulcères syphilitiques ou mercuriels, dans
le cas seulement de l'existence de l'infection vénérienne;

que cette recrudescence locale signe ordinairement d'un bon augure pour la guérison radicale, se terminait au bout de peu de temps pour ne plus se montrer. Un enfant né de parents infectés restait chétif et ne pouvait se développer. A trois ans il se couvre de pustules vésiculeuses, la poitrine s'embarrasse, on tente plusieurs traitements mercuriaux, aucun ne peut être supporté; l'enfant reste couvert de syphilides et tombe dans le marasme de la phthisie. A 5 ans il est transporté à St-Alban; il boit les eaux, il prend des bains minéraux; dèslors sa constitution se ranime, toutes les fonctions reprennent une certaine vigueur; chaque année l'enfant est ramené aux eaux et chaque fois sa santé en reçoit un nouveau bienfait, en même temps que les syphilides diminuent. Aujourd'hui l'enfant a douze ans; il lui pousse encore à la peau quelques boutons vésiculeux, mais sa constitution s'est tellement fortifiée qu'il n'est plus reconnaissable.

Lorsque les dartres sont très-anciennes, et qu'en prenant, pour ainsi dire, droit de domicile sur le derme, elles sont devenues idiopathiques, la médication interne ne suffit plus, il faut y joindre des topiques. En variant l'emploi des diverses pommades, dont l'expérience a sanctionné l'efficacité, telles que les mercurielles, iodurées, soufrées, goudronnées, chlorurées, etc., on aide puissamment l'action dépurative des eaux.

Toutes les fois, au contraire, que l'éruption dartreuse sera aiguë, qu'elle coïncidera avec l'existence d'un tempérament sanguin, nerveux sanguin, sec, irritable, avec celle d'une phlegmasie avec éréthysme; qu'elle a succédé à une gastrite, à une métrite où à une phlegmasie pulmonaire, on doit s'attendre à la voir réfractaire à l'usage des eaux et même, dans le dernier cas, il ne serait pas prudent d'insister beaucoup sur cette médication de crainte de voir reparaître la phlegmasie. Les éruptions érythémateuses, papuleuses, urticaires, les squammeuses sèches, l'acnée de la face qui sont le plus ordinairement sous la dépendance des circonstances ci-dessus, sont aussi beaucoup moins curables que celles de la catégorie précédente.

Il est d'usage à St-Alban de ne faire baigner les dartreux que dans l'eau commune simple ou mucilagineuse, à l'exclusion de l'eau minérale, réservant uniquement celle-ci pour l'usage interne. Cette coutume traditionnelle est réellement parfaitement rationnelle, et l'expérience en a sanctionné l'efficacité. En effet, le relâchement de la peau, l'amoindrissement de son éréthysme, le retour à sa souplesse, à l'aide des bains délayants, favorise bien mieux le travail dépuratoire général dermoïde opéré par l'ingestion des eaux, que ne pourrait le faire le contact d'un liquide tonique-astringent tel que l'eau minérale, qui détermine toujours sur le derme un certain degré d'astriction, caractérisée par plus de rudesse au toucher. Aussi, toutes les fois que, contre notre avis, les malades affectés de dartres avec un certain degré d'éréthysme local ou général, ont donné la préférence aux bains minéraux, ils n'ont pas tardé à se plaindre d'une sécheresse fatigante de la peau avec surexcitation de l'éruption, de soif, chaleur, agitation, etc., les émollients sont d'autant plus nécessaires que la nature de l'éruption est plus active, les capillaires dermoïdes plus développés et plus disposés aux exudations puroséreuses, auxquelles d'ailleurs la boisson minérale pousse avec une activité proportionnée à la quantité de celle-ci (15 à 25 verrées par jour).; quelquefois même on est obligé de suspendre la boisson et de s'en tenir aux bains émollients, tant l'éruption a pris le caractère aigu.

Les scrophules sont presque toujours améliorées et souvent guéries à St-Alban, lorsqu'elles sont traitées simultanément par l'eau minérale en bains et en boisson; la température des bains doit être peu élevée généralement. La plupart des scrophuleux qui ont été soumis à notre direction étaient des ouvriers tisseurs et laveurs en coton, habitant les gorges froides de Tarare , d'Amplepuis et de Thisy : plusieurs étaient nés de parents également scrophuleux ; mais beaucoup d'autres ne l'étaient devenus, dans l'adolescence, que sous la triple influence d'un travail sédentaire dans des appartements humides au rez-de-chaussée et privés de soleil, d'une alimentation de mauvaise qualité et d'une localité généralement favorable au développement des engorgements froids. Nous n'avons donc point été étonnés de l'amélioration assez rapide qui se manifeste dans les symptômes locaux et généraux de leur affection pendant leur séjour à Saint-Alban: puisqu'ils se trouvent transplantés dans un lieu plus salubre, qu'ils usent d'une nourriture plus substantielle et d'une boisson essentiellement propre à remonter les fonctions digestives ainsi que les actes organo-chimiques , à reconstituer la composition des fluides , etc.

Affection des organes digestifs.

Parmi les nombreux malades dirigés sur St-Alban pour affection du tube gastro-intestinal , les uns n'ont éprouvé de l'usage des eaux que des effets plus ou moins insignifiants, un plus grand nombre n'ont eu qu'à s'en louer ; d'autres enfin, et c'est le plus petit nombre, en ont ressenti une aggravation dans leur état. Ces derniers étaient ceux dont la membrane gastro-intestinale était atteinte, ou d'une lésion organique, ou d'une phlegmasie fébrile ; ou de ce genre de phlegmasie qui conserve toujours un caractère d'acuité et de chaleur, malgré le temps ; qui est entretenue par un éréthisme des capillaires sanguins, et qui s'avive toujours sous le contact d'agents pris dans une autre classe que celle des émollients et des calmants ; elle se reconnaît au tempérament sanguin-nerveux des malades, aux chaleurs épigastriques, aux agitations nocturnes, à la sécheresse de la bouche, au pointillé rouge, et à la rétraction de la langue, etc. Lors même qu'une gastrite de ce genre paraît avoir disparu, elle peut facilement reparaître, si l'on use de l'eau minérale sans ménagement.

Mais, lorsque la lésion gastro-intestinale consiste dans l'asthénie ou l'aberration des fonctions digestives, dans la sub-inflammation chronique catarrhale, dans l'engorgement indolent, veineux ou lymphatique de la rate ou du foie, d'où dérivent la viciation de la sécrétion bilieuse, puis secondairement les aigreurs, les vomissements bilieux, le mélœna, et diverses éruptions cutanées ; lorsque l'aberration des fonctions digestives tient à un état chlorotique, à la dysménorrhée, aux vers, à des calculs biliaires ou rénaux ; quand leur activité normale s'est perdue à la suite de l'onanisme, d'une fièvre typhoïde, d'une mauvaise alimentation ; dans toutes ces circonstances, et dans toutes celles qui pourront se classer

3

dans la même catégorie, les eaux de St-Alban donneront les résultats.les plus satisfaisants, lors même que des douleurs vives compliqueront ces différentes nuances d'affections gastro-intestinales, lorsqu'il sera bien constaté qu'elles sont de nature névralgique.

Mais une grande prudence doit toujours présider à leur.administration. En général, on doit moins chercher ici à produire une surexcitation organique qu'à tonifier lentement les muqueuses gastriques ou à modifier sans secousses leur sensibilité viciée ; les malades boiront peu d'eau minérale pure ; on sera obligé de la couper souvent avec le petit-lait, les gommeux, les délayants, le sucre ou le sirop, etc. C'est aux repas que devra s'en faire la plus forte consommation. Les bains minéraux feront la base du traitement, c'est sur eux qu'on doit compter spécialement (1). Mais si l'on a affaire à des obstructions viscérales indolentes, à l'obésité, on ne doit pas craindre de pousser la médication par les bains et la boisson jusqu'à la saturation minérale.

QUATRIÈME OBSERVATION.

Enfant de 7 ans ; entérite avec diabètes, vomissements habituels des substances grasses ; éphélides, déviation des genoux ; guérison.

Pétrus M., de Lyon, âgé de 7 ans, est doué d'une

(1) Ce n'est pas que l'eau minérale par elle-même soit très-stimulante, puisque les personnes bien portantes peuvent impunément en faire une grande consommation ; c'est uniquement le plus ou moins d'intensité de l'éréthisme organique vasculaire qui élève plus ou moins cette qualité stimulante.

constitution sanguine-bilieuse, avec beaucoup d'embonpoint; son caractère est d'une turbulence voisine de la
manie. Depuis deux ans, tout en conservant les apparences d'une brillante santé, son estomac ne pouvait
digérer ni le beurre, ni les graisses; il savait les trier
dans l'acte de la digestion et les rejeter exclusivement et
sans effort, peu de temps après le repas. Peu à peu, à
cette disposition du sens gastrique, et probablement
par suite d'un régime habituel trop animalisé, et trop
exubérant, il se joint une véritable irritation phlegma-
sique de la muqueuses stomacale, signalée par la soif,
la rougeur de la langue, la sensibilité épigastrique, l'a-
norexie, phlegmasie qui ne tarde pas à s'étendre dans
le duodénum et le reste de l'intestin grêle, en s'accompagnant d'une fièvre violente, avec tension douloureuse
du ventre, soif extrême, constipation, vomissements;
déjà depuis quelque temps la sécrétion des urines était
augmentée; à dater de ce moment leur quantité s'accroit
chaque jour. Cet état aigu se maintient pendant vingt-
cinq jours, malgré la médication antiphlogistique, ou
plutôt émolliente, car aucune évacuation sanguine ne fut
pratiquée. Au bout de ce temps, les symptômes inflammatoires se dissipèrent assez promptement, l'appétit se
fit sentir, mais la soif loin de cesser de même, devint
encore plus pressante; il en fut de même de la sécrétion
urinaire. Les urines outre leur quantité énorme, étaient
aqueuses, absolument insipides. Nous avions donc affaire
à un diabètes non sucré, déterminé par l'entérite, et se,
prolongeant maintenant par lui-même.

Craignant une recrudescence de la phlegmasie intestinale, je continuai à tenir l'enfant aux boissons muci-

lagineuses, à une alimentation légère, lactée et féculente;
mais je m'aperçus bientôt que ce régime loin d'améliorer
la position du malade ne faisait au contraire que donner
plus d'activité aux symptômes du diabètes, et accélérer
l'émaciation de l'enfant qui d'ailleurs demandait des aliments à grands cris. Je me hâtai alors d'avoir recours à
un genre d'alimentation plus substantiel et plus animalisé, tel que des soupes de pain au bouillon gras, des
œufs, du poisson; puis successivement de la volaille rô-
tie, du mouton; et pour boisson de l'eau vineuse. Au
bout d'un mois, grande amélioration, appétit insatia-
ble, indigestion qui rappelle quelques douleurs intesti-
nales avec de la fièvre, soif et retour des urines aqueuses. Cette recrudescence se prolonge une quinzaine de
jours. Reprise du régime animal, surveillé avec plus de
soin; les symptômes diabétiques se dissipent peu à peu,
sous sa seule influence.

Mais la nutrition a souffert profondément, et malgré
l'appétit le plus énergique elle ne reprend que très-len-
tement. L'enfant continue plus que jamais à rejeter la
plus petite parcelle de beurre ou de graisse qui peut
se trouver mêlée à ses aliments; son teint, qui naguère
était si frais, si coloré, reste terreux, chlorotique, ma-
culé d'éphélides furfureuses, principalement au cou et à
la face; le ventre est gros et bouffi, néanmoins sans douleur; les genoux paraissent plus volumineux, ils se sont
déjetés en dedans au point de se toucher dans la marche;
les jambes sont grêles et sans force; l'irascibilité du caractère a encore augmenté; les selles sont d'ailleurs na-
turelles. Deux mois passés à la campagne, joint à l'usage
d'un sirop ferrugineux améliorent beaucoup cet état de

détérioration ; mais le teint reste toujours chlorotique et
la régurgitation a toujours lieu après les repas ; les jambes manquent de force musculaire. C'est alors que, d'a-
près mon avis, sa mère le conduit aux eaux de St-Alban
au mois de juillet dernier. Là, nous le mettons à l'usage
de cinq à six verrées d'eau minérale par jour, outre le
bain presque froid qui lui fut prescrit chaque matin.
Nous aurions bien voulu l'éloigner de la table d'hôte, table si pernicieuse généralement pour les buveurs, mais
impossible de l'obtenir.

Pendant les dix premiers jours du traitement, l'enfant
ayant pris beaucoup d'appétit, mange beaucoup, et ré-
gurgite en proportion ; la violence de son caractère passe
toutes les bornes.

Le 11e jour, perte d'appétit, coliques, diarrhée, soif
vive, langue rouge, fièvre ; le lendemain la peau se couvre de boutons rouges semblables à ceux de la varicelle;
ainsi que ces derniers, ils grossissent et deviennent rapidement vésiculeux, puis purulents, de telle sorte qu'au
7e jour ils sont déjà éteints et à l'état de croûte. La seule
différence que nous pouvons reconnaître entre ces deux
éruptions, c'est la grande démangeaison que celle-ci fait
éprouver à l'enfant, et le peu de fièvre qu'elle excite,
quoique toute la surface de la peau en soit garnie, même
la paume des pieds et des mains, ainsi que tout le cuir
chevelu. A dater de cette crise éruptive, les vomissements
cessent, l'usage des eaux, suspendu pendant six jours,
fut repris et continué pendant huit jours encore avec un
tel succès que l'enfant, depuis lors, non-seulement a été
délivré de ses régurgitations journalières, mais encore
qu'il a repris toute sa fraîcheur et son embonpoint ; il y

a plus, la violence réellement maladive de son humeur
s'est calmée dans ce qu'elle avait d'extrême ; la déviation
des genoux est beaucoup moins apparente.

CINQUIÈME OBSERVATION.

*Femme de 25 ans, à constitution lymphatique, fatigue des
organes digestifs, constipation opiniâtre.*

Mad. My... est âgée de 25 ans, sa constitution est essentiellement lymphatique, à prédisposition rhumatismale
froide ; sa peau est d'une finesse et d'une blancheur ex-
trêmes, mais comme étiolée ; déjà ses dents sont en
grande partie ou tombées ou à moitié rongées par une
carie noire, sans grandes douleurs, par suite d'engorgement veineux habituel des gencives ; son caractère n'a
pas plus de consistance que son organisation physique ;
c'est un enfant gâté, incapable de suivre un régime convenable.

Mariée, il y a cinq ans, sa santé s'est maintenue pas-
sable jusqu'à sa première grossesse, arrivée à 23 ans ;
cette grossesse est très-pénible, elle donne lieu à beaucoup de caprices de l'estomac, à des vomissements fréquents, à des douleurs abdominales et hypogastriques, et
ne peut se prolonger au-delà de six mois. Par suite de cette
couche prématurée, compliquée d'affections morales,
il y eut des symptômes d'une métro-péritonite peu aiguë
avec irritation catarrhale gastro-pulmonaire, légèrement
fébrile, d'une durée de près de trois mois. La convales-
cence de cet état ne fut point franche, les digestions restent difficiles, avec renvois bruyants, sensibilité épigas-

trique; l'appétit est capricieux et le régime mal ordonné
de la malade l'expose à de fréquentes indigestions ; la
constipation est opiniâtre, elle est remplacée tous les cinq
à six jours par la diarrhée, précédée de coliques, balon-
nement du ventre ; c'est alors que souvent des points
douloureux et mobiles parcourent l'hypogastre, les lom-
bes, la région du diaphragme, des omoplates, s'accompagnant de toux, de dyspnée, d'expectoration muqueuse
et de fièvre; Madame est excessivement sensible à l'impression du froid et de l'humidité; les derniers symptômes ci-dessus sont toujours réveillés à la suite de cette
impression.

Dans la réunion et la successsion de ces divers phénomènes morbides, les uns symptômatiques, les autres
sympathiques, on reconnaissait non pas une phlegmasie
gastro-intestinale formelle, mais un état de fatigue, de
désordre nerveux ganglionnaire des fonctions des organes abdominaux né de la maladie antérieure, et entretenu
par un régime de gloutonnerie ; par une constitution irritable et cependant molle et sans ressort; par des dispositions rhumatismales. Les fonctions de l'utérus n'é-
taient point dérangées. Déjà, la saison précédente, Madame avait fait le voyage de Plombières avec quelques
succès, mais ce succès n'avait été que momentané. Comme elle redoutait extraordinairement le froid, nous lui
fîmes prendre les bains minéraux à une température plus
élevée qu'il n'est d'habitude de les administrer; à ceux-ci
furent joints par intervalle des bains de vapeur par encaissement, parfaitement bien supportés ; elle fut de plus
soumise à l'inspiration du gaz acide carbonique, dans la
vue de renforcer la membrane bronchique, trop abreu-

vée de mucosités mal élaborées, et chaque matinée elle
était assujétie à boire de cinq à huit verrées d'eau de la
source, outre l'usage qu'elle en faisait à ses repas.

Ce traitement continué pendant vingt-deux jours, sans
excitation anormale, ni éruption quelconque, a relevé
l'appétit, lui a donné la fixité qui lui manquait, en im-
primant aux fonctions digestives une activité plus régulière, toute la constitution a pris plus de vigueur, et de
tous les accidents qu'elle éprouvait en arrivant à St-Alban, il ne lui restait plus que la constipation, bien di-
minuée d'ailleurs dans son opiniâtreté.

SIXIÈME OBSERVATION.

« Depuis huit ans, Mad. N... présentait un désordre
complet des fonctions digestives. Ce désordre ne prove-
nait ni d'une gastrite, ni d'une gastralgie, puisqu'il n'y
avait ni chaleur, ni soif, ni douleur épigastrique, mais
plutôt d'un état d'asthénie fonctionnelle, dont les caractères étaient les suivants :

« Le matin, au lever, malaise, angoisse gastro-pré-
cordiale, qui va presque à la défaillance, sans nausées
ni vomissements ; dégoût profond de tout aliment, langue blanchâtre, humide, saveur aigre-douce ; la malade
a les idées les plus sinistres. Dans l'après-midi, ces malaises se dissipent en grande partie, mais les fonctions
digestives ne se relèvent nullement ; excepté quelques
potages au gras, un peu de mouton et de pigeon bouil-
lis, l'eau de seltz vineuse, de la bière mousseuse, aucune autre alimentation ne peut être supportée. Madame, tout en maigrissant d'une manière effrayante et

prenant une teinte chlorotique, conserve encore beaucoup de force musculaire et une vivacité ardente ; souvent elle est prise de douleurs profondes mais de peu de
durée, dans la région hypogastrique ; les règles deviennent plus abondantes, se prolongent même en pertes
passives et débilitantes, suivies d'une leucorrhée simple mais considérable ; le col utérin est douloureux au
toucher, légèrement engorgé et béant.

« Cette affection était née sous l'influence de deux
fausses couches et de chagrins violents auxquels la malade s'était laissée aller sans aucune résignation, suivant en cela l'impulsion d'un caractère irritable et d'un
tempérament nervoso-bilieux.

« La campagne, beaucoup d'exercice, surtout à cheval, les fruits rouges, les raisins faisaient le plus grand
bien et ramenaient même un peu d'embonpoint. Mais à
l'approche du mois de novembre, tous les malaises repa-
raissaient et se prolongeaient jusqu'au mois de juin ou de
juillet, malgré les ferrugineux, les bains, le sirop de
quinquina, etc. C'est après huit ans d'un état pareil que
Madame se rend à St-Alban où, chaque jour, elle prend
des bains minéraux de deux heures, boit six à huit verrées, fait beaucoup d'exercice. A son retour, après
vingt-cinq jours de traitement, les fonctions digestives
avaient repris leur allure normale, qu'elles n'ont plus
perdu depuis que de temps à autre ; les règles se sont
également régularisées, les pertes ont cessé, mais la
leucorrhée s'est maintenue presque au même degré. —
Du reste, lorsque celle-ci fluait moins, des douleurs
profondes, semblant provenir de l'utérus, ne manquaient
pas de se faire sentir. Madame est retournée plusieurs

années de suite à St-Alban, n'y prenant guère que des bains; et c'est à cette persévérance qu'elle a dû d'être complètement délivrée d'une angoisse épigastrique qui faisait le désespoir de sa vie.

Affection des organes utérins.

Si l'usage des eaux gazeuses salines impriment d'heureuses modifications aux affections gastriques, nous pouvons assurer que celles des organes utérins en éprouvent peut-être de plus remarquables encore ; c'est au point que dans quelques-unes d'entre elles, elles pourraient presque passer pour spécifiques. Essayons de préciser les cas où elles sont réellement indiquées et où l'on doit tout espérer de leur emploi.

Aménorrhée. — Que l'absence des règles soit primive ou par suppression, les eaux la combattront toujours avec plus ou moins de succès, à moins qu'elle ne tienne à une lésion organique ou inflammatoire de l'utérus, ou qu'elle ne soit compliquée d'une maladie du cœur, de la phthisie aiguë : un certain degré d'engorgement douloureux de la matrice ne contr'indique nullement leur usage. La preuve en est dans l'observation suivante :

SEPTIÈME OBSERVATION.

Suppression menstruelle ; — Douleurs utérines ; — État chlorotique pendant six ans.

» Une jeune dame, de l'âge de 22 à 23 ans, avait joui d'une très-belle santé jusqu'à l'âge de 16 ans. Ayant éprouvé à cette époque, et au moment de l'écoulement menstruel , une perturbation morale subite et des plus violentes, il en résulte immédiatement des spasmes, une attaque nerveuse avec suppression de l'écoulement. Depuis cet accident, la menstruation cesse de s'opérer, sinon de loin en loin et pour quelques heures seulement ; des douleurs sourdes de reins , s'avivant par l'exercice, deviennent habituelles, sans être néanmoins très-fortes ; l'appétit se perd, il est remplacé par des goûts bizarres , l'horreur pour la viande ; la fraîcheur du teint disparait ainsi que l'embonpoint ; une nuance chlorotique vient s'y substituer ; la voix remarquable que possédait la malade s'éclipse presque totalement.

» Les eaux de Plombières , les voyages, les ferrugineux restent sans action avantageuse sur cet état névropathique des organes utérins et gastriques; les sangsues fatiguent ; on espère que le mariage pourra opérer des modifications organiques et fonctionnelles plus heureuses que toutes les médications possibles : la jeune personne se marie à 21 ans , et selon son goût.

« Mais loin de voir son état s'améliorer, elle sent, au contraire , qu'il s'aggrave ; que les maux de reins augmentent, que le repos horizontal devient de jour en jour plus nécessaire ; la menstruation reste toujours suspendue.

« Son médecin ordinaire, praticien des plus distingués, l'envoie aux eaux de St-Alban. Nous la trouvons dans la position que nous venons de décrire. Son régime ne consistait que dans quelques légumes accommodés au maigre et qu'elle mangeait sans pain, de la brioche, des confitures, des fruits.

« Nous lui prescrivons pour traitement et tous les
jours, un bain d'eau minérale à 20 degrés centigrades ,
de deux heures de durée ; plus, de quatre à six verrées
de la même eau , prises à la fontaine , outre celles des
repas. Madame prend dix-huit bains dans l'espace de
vingt-un jours. Elle n'éprouve d'abord, aucun effet local
ou général bien appréciable de ce traitement , sinon un
peu plus de force musculaire et une légère diminution
dans les douleurs de reins , ce qui lui permet de faire ,
sans fatigue, un peu plus d'exercice à pied ; les règles
paraissent quelques heures en avivant les douleurs de la
région lombo-utérine.

« Immédiatement après son retour à…, et à la suite
d'une course beaucoup plus prolongée que de coutume ,
les maux de reins s'exaspèrent , et il s'y joint une tuméfaction douloureuse de toute la région hypogastrique abdominale, mais beaucoup plus prononcée à gauche, dans
la direction de l'ovaire ; bientôt survient un mouvement
fébrile avec chaleur générale, soif, face colorée, céphalalgie modérée, constipation, urines foncées ; enfin, tous
symptômes d'une fluxion sanguine active de l'appareil
utérin. — Bains tièdes émollients, boissons délayantes ,
cataplasmes de riz.

« Au bout de huit à dix jours, la fièvre s'apaise , la
région hypogastrique n'est ni aussi tendue , ni aussi douloureuse à la pression ; mais la ceinture, non-seulement
reste plus forte, mais encore elle s'élargit peu à peu , les
seins se gonflent, des mouvements se font sentir à la
malade dans la région utérine, au point que celle-ci ne
doute plus qu'elle ne soit enceinte : d'autant mieux ,
qu'elle prend plus d'appétit, et que généralement son

embonpoint et sa fraîcheur semblent vouloir renaître.
Fortement pénétrée d'une idée qui, d'ailleurs, est un
grand bonheur pour elle, elle se refuse à toute espèce de
médication, et se contente de rester sur sa chaise longue,
la promenade avivant toujours les douleurs de reins.

« A la fin de décembre, après vingt-quatre heures de
grandes souffrances utérines avec fièvre, l'écoulement
menstruel apparait, pour la première fois, avec l'abon-
dance et la durée qui le caractérisaient avant la suppression. Un mois après, seconde apparition parfaitement
normale. Cependant, comme la tuméfaction du bas-ven-
tre se maintient et que des mouvements se font toujours
sentir, au dire de la malade, celle-ci conserve toujours
son espoir de grossesse.

« A la troisième apparition, fin février, le ventre s'af-
faisse, les maux de reins, qui déjà avaient beaucoup diminué, se calment presque entièrement. Plus d'espoir de
grossesse, mais aussi espérance de guérison. »

Il est facile de suivre physiologiquement les différentes phases de cette maladie et d'apprécier la part que
les eaux ont prise dans sa solution.

Ainsi, suppression subite du flux menstruel par suite
du spasme général et utérin que suscite une grande perturbation morale; état névropathique avec douleur de
la matrice et des ovaires, qui se réfléchit sur tous les
organes digestifs et donne lieu à l'aberration de leurs
fonctions; les cordes vocales en sont détendues. Le mariage, en surexcitant la sensibilité génitale, donne encore
plus d'intensité à cet état de rigidité spasmodique et d'engorgement du tissu utérin; il apporte un nouvel obstacle au retour du flux menstruel. Sous l'influence des

eaux de St-Alban, influence lente, mais profonde, organique, tous les tissus sont travaillés, tous les capillaires sanguins s'érigent; ceux de la matrice plus que d'autres, à raison de son état d'éréthysme : de là, fluxion et aggravation des douleurs; velléités de retour du molimen menstruel; mais ce travail est nécessairement très-pénible; il pousse l'orgasme et la fluxion de l'utérus au point de simuler une grossesse pendant plusieurs mois ou un engorgement inflammatoire grave. Enfin, avec l'aide des bains émollients-narcotiques et d'un repos prolongé, la sensibilité locale extrême se calme; le molimen hémorrhagique prend le dessus et arrive à sa solution naturelle; mais trois époques sont nécessaires pour amener le dégorgement complet de l'utérus et des ovaires et pour rompre l'état nerveux spasmodique.

Ce que les eaux de Plombières n'avaient pu opérer, a été obtenu par celles de St-Alban, dont les propriétés toniques et apéritives sont beaucoup plus prononcées.

Nous avons recueilli une autre observation non moins remarquable de cette précieuse qualité dont jouissent ces eaux de rappeler les flux sanguins supprimés et de détruire la rigidité spasmodique des tissus. La voici :

HUITIÈME OBSERVATION.

Fille de 17 ans; — Aménorrhée par suppression; — Congestion sanguine habituelle à la tête, épistaxis, gastralgie, symptômes hystériformes, puis dysménorrhée.

« Mlle D..., s'est développée rapidement; à 13 ans, grande et forte, bien menstruée, elle montrait toutes les

apparences d'une santé florissante, jointe à une vigou-
reuse constitution. A 14 ans, une grande frayeur
amène une suppression. Depuis cette époque, la peau
perd sa fraîcheur et devient chlorotique ; la plupart des
fonctions se dérangent, surtout celles des organes digestifs ; l'appétit devient capricieux et bizarre ; l'épigastre est souvent douloureux, des pulsations s'y font sentir avec constriction, vomissement d'eau amère ou de
mucosités ; les pieds et les jambes sont habituellement
froids, la tête chaude, la face, ordinairement très-pâle,
se colore souvent avec bouffées de chaleur, étouffement,
épistaxis fréquente, tous les quatre ou cinq mois le
travail menstruel voudrait s'établir, mais pour amener
un léger écoulement de quinze à vingt-quatre heures ; ce
travail excite de violentes douleurs utérines accompagnées de surexcitation cérébrale et d'accès hystériformes.

« La jeune personne est arrivée ainsi à sa 17ᵉ année ;
son caractère est violent, capricieux, indocile, elle conserve beaucoup de vigueur. Les sangsues au siège ne
lui ont pas manqué, ainsi que l'équitation, la campagne,
les ferrugineux, mais le tout sans succès. Les ferrugineux fatiguaient l'estomac.

« Pendant les premiers jours de son traitement à
St-Alban (juillet 1842), elle eut beaucoup de peine à
s'habituer à l'usage de l'eau minérale : en boisson,
celle-ci restait sur l'estomac comme un plomb ; en bain,
elle portait à la tête, quoique peu chaude. Persuadé
que la qualité de ces eaux convenait à son état, nous
insistâmes pour qu'elle en continuât l'usage. Mais pour
préparer son estomac à les mieux accueillir, nous lui
prescrivîmes, avant de se rendre à la fontaine, de faire

une course longue et d'un bon pas, espérant qu'en pro-
vóquant ainsi par l'exercice la soif et le réveil des
fonctions digestives, d'une part, les eaux seraient bues
avec un certain plaisir et que, de l'autre, elles seraient
mieux digérées, sachant par ma propre expérience,
combien l'estomac est mal disposé à recevoir des boissons aqueuses au sortir du lit, à cinq ou six heures du
matin. Cette simple précaution eut tout le succès dési-
rable, les eaux purent passer, et bientôt la malade put
en prendre sans peine dix à douze verrées par jour, sans
compter celles des repas.

« Dès que les eaux purent être digérées et que leur
absorption commença à solliciter la sécrétion urinaire
et, par contre-coup, l'action des capillaires utérins, les
bains furent mieux supportés; ils le furent encore avec
plus de facilité lorsque nous eûmes recommandé à la
malade de laisser entr'ouverte la porte du cabinet de
bains et de se faire pratiquer des lotions fraîches sur le
front et la figure.

« Le 18ᵉ jour, il survient des douleurs utérines
atroces accompagnées de mouvements convulsifs de peu
de durée et qui se terminent par l'éruption menstruelle
avec ses conditions normales ; les fonctions digestives se
régularisent également, et la peau commence à perdre
sa teinte chlorotique.

« La malade part le 25ᵉ jour dans l'état le plus satisfaisant.

« L'aménorrhée par atonie générale ou seulement par
celle de l'organe utérin, est également combattue avec
avantage par les eaux en bains et en boisson. »

Dysménorrhée. — « Tous les sujets que nous avons

vus à St-Alban tourmentés à chaque époque menstruelle
par des douleurs utérines plus ou moins violentes, quelquefois assez fortes pour provoquer des vomissements
ou des accès d'hystérie, que l'écoulement fût abondant,
ou presque nul, ont été soulagés d'abord, puis guéris
complètement après deux ou trois saisons consécutives.
Nous excepterons pourtant quelques malades chez lesquelles la dysménorrhée étant le résultat d'une constitution pléthorique active ou d'une fluxion sanguine des
capillaires utérins avec éréthysme, ne se trouvait point
dans la catégorie de celles qui réclament un traitement
plus ou moins stimulant.

« La dysménorrhée très-douloureuse qui se manifeste
chez certaines femmes à constitution lymphatique-ner-
veuse, à idiosyncrasie utérine spasmodique, à tendance
chlorotique ou gastralgique ; celle, peut-être, qui est le
plus réfractaire aux médications connues, est aussi celle
qui cède le mieux sous la médication des eaux, lorsqu'on
y joint beaucoup d'exercice à pied ou à cheval. Il est
rare que sous l'influence de ce traitement l'époque prochaine ne soit pas devancée et qu'il ne survienne pas
une aggravation dans les douleurs utérines accoutumées;
mais les époques subséquentes se régularisent, les souffrances qui les accompagnent faiblissent chaque fois.
Néanmoins qu'on n'oublie pas que cette amélioration ne
serait qu'éphémère si l'on ne persévérait pas, plusieurs
saisons, dans la même médication, en ayant soin, pendant
le reste de l'année, de faire un usage fréquent de l'eau minérale, surtout aux repas, et de ne point mener une vie
oisive et renfermée. En effet, est-ce dans le court espace
de vingt à trente jours qu'il est possible de modifier,

4

d'une manière durable, des idiosyncrasies d'organes depuis long-temps établies ? En général, nous pouvons assurer que si l'on n'obtient pas de l'usage des eaux minérales en boisson et en bains (1) tout le succès qu'on est
en droit d'en attendre, c'est qu'on y met rarement le
temps nécessaire , que souvent , dans l'intention d'obtenir des effets prompts et décisifs, on force leur action et
l'on dépasse le but , en provoquant des surexcitations
malheureuses : tandis qu'en prolongeant la médication
minérale beaucoup plus long-temps qu'on ne le fait ,
mais avec plus de modération et avec des intervalles de
repos, on produirait insensiblement, sans danger et avec
plus de certitude, des solutions critiques avantageuses ;
n'ayant d'ailleurs recours que rarement aux actions per-
turbatrices ; les maladies chroniques ne pouvant généralement se guérir qu'à la longue et par suite de modifications organiques lentement opérées.

« La dysménorrhée , qui s'accompagne de violentes
douleurs, ne saurait être combattue avec trop de soin ;
car, en révélant dans l'organisation de la matrice une
exquise sensibilité , elle peut faire craindre dans l'ave-
nir l'établissement d'une lésion organique, si cette exaltation de sensibilité n'est pas réprimée.

« C'est particulièrement dans les maladies des organes
génitaux, que les bains doivent être pris aussi froids et
aussi long-temps que possible.

Métrorrhagie. — « Il semblerait , au premier abord ,

_____

(1) Nous ne parlons ni des douches, ni des bains de vapeur,
moyens qui agissent beaucoup plus par leur température et l'excitation toute physique qu'ils déterminent, que par des qualités
inhérentes aux fluides dont ils sont composés.

qu'un moyen qui jouit de la propriété de provoquer l'apparition d'un flux sanguin tardif ou supprimé, ne devrait pas avoir en même temps celle de modérer ou d'arrêter ce même flux lorsqu'il devient d'une exubérance anormale : et c'est là cependant un des effets les plus constants des eaux gazeuses salines ferrugineuses. Mais, pour le praticien, la contradiction n'est qu'apparente : car il jugera de suite que si les eaux de St-Alban répriment les hémorrhagies utérines, il ne peut être question ici que de celles dont la cause organique est débilitante, de celles qui surviennent chez les femmes à constitution molle, veineuse, détériorée; chez celles dont la matrice a été long-temps fatiguée par des excès, des couches et fausses couches réitérées, des pertes blanches et dont le tissu est devenu presque variqueux et sans ressort. Ces hémorrhagies ne sont pas ordinairement très-abondantes, elles ne s'accompagnent que rarement de chaleur et de maux de reins ; le sang en est noir, fluide, le repos ne leur est pas favorable. Elles consistent d'abord dans le simple prolongement des règles ; puis, plus tard, elles deviennent continues. Ceci s'observe surtout à l'âge critique chez les femmes dont l'écoulement menstruel était fort abondant et qui n'ont pas pris de l'embonpoint à cet âge. L'habitude de la fluxion sanguine mensuelle, se prolongeant alors sur un tissu relâché, sur des capillaires pour ainsi dire béants, à force d'avoir été distendus, se transforme en hémorrhagie passive : c'est ainsi que nous voyons souvent des épistaxis actives devenir, à un certain âge, des écoulements passifs et, pour ainsi dire, veineux ; résultat presque obligé de la modification débilitante qu'ont éprouvé les organes.

« Nous ne connaissons pas de modification plus puis-
sante que celle des eaux de St-Alban pour combattre ce
genre de pertes utérines ; et l'on ne s'en étonnera pas ,
si l'on se rappelle que ces eaux jouissent précisément de
cette propriété corroborante générale et astringente locale qu'on recherche ordinairement dans les substances à
l'aide desquelles on attaque cette maladie.

« Sous l'action primitive et immédiate des eaux, l'hémorrhagie augmente d'abord, mais pour peu de temps
et pour décroître ensuite rapidement. Si l'écoulement
était considérable on s'abstiendrait des bains qui , en le
supprimant trop brusquement, pourraient faire naître
des engorgements utérins , des coliques , et quelquefois
des congestions sur les organes de la tête ou de la poitrine. »

D'après ce qui précède, il est évident que les eaux ne
sauraient qu'aggraver la métrorrhagie active.

Affections organiques. — « Il en est de celles-ci comme
des lésions de fonctions ; ce n'est que d'après leur véritable caractère qu'on peut juger de l'opportunité du traitement hydro-minéral : et , à cet égard , le principe des
indications et contrindications se trouvera toujours for-
mulé ainsi :

« Eléments pathologiques sthéniques , inflammatoires
ou hyperpémiques , contrindication formelle : indication
dans les circonstances contraires.

« Dans cette dernière catégorie, nous trouvons des
cas fort nombreux d'affections du tissu utérin que les
eaux combattent avec succès ; tels que les engorgements
mous ; les inflammations que nous appellerons fausses ou
bâtardes, parce qu'au lieu d'être le produit d'une irrita-

tion vitale active et d'être entretenues par elle, elles ne
sont que le résultat de l'engorgement des capillaires de
l'organe, de la perte de leur ressort, suite d'une foule
de causes qu'il est inutile d'énumérer et qui, d'ailleurs,
sont analogues à celles qui donnent lieu à la métrorrhagie passive ; tels sont encore les ulcérations du col utérin dépendantes d'une diathèse humorale ou virulente,
compliquées souvent de pertes rouges et blanches et si-
mulant, à s'y tromper, les cancers ulcérés. Nous avons
vu à St-Alban, plusieurs femmes dans ce cas là ; trois
d'entre elles avaient été traitées dans les hôpitaux de
Lyon comme atteintes d'ulcères de mauvaise nature,
toutes avaient eu des symptômes syphilitiques. Nous
ignorons la nature des médications qu'elles y ont subi,
excepté la cautérisation dont les malades ont pu nous
parler; mais ce que nous savons, c'est que tous les traitements ayant échoué, elles se sont rendues à St-Alban
en désespoir de cause et que là, à l'aide des bains minéraux de deux à quatre heures de durée, à une basse
température ; à l'aide des injections d'eau minérale et de
gaz acide carbonique, deux de ces malades ont recouvré leur santé. La troisième en avait d'abord éprouvé un
soulagement inespéré ; ayant suspendu le traitement,
les symptômes ont reparu avec des pertes abondantes,
des douleurs atroces de temps en temps, des écoulements
fétides avec le faciès des maladies organiques de l'utérus.
Comme cette malade demeure à St-Alban même, depuis
trois ans qu'elle s'y est rendue primitivement pour son
affection, elle reprend, de temps à autre, des bains et
des injections et chaque fois elle s'en trouve soulagée,
mais non guérie. Nous pensons que la véritable nature

des lésions organiques que portaient ces trois femmes étaient syphilitiques.

« Quant aux engorgements durs, rénitents et douloureux du col de la matrice, avec ou sans ulcération, inflammatoires ou squirrheux, les eaux ne peuvent rien contre eux, sinon leur donner plus d'intensité : c'est ce que nous avons vu plusieurs fois.

« Ainsi, en résumé, si nous exceptons ce genre de lésion, tous les autres seront du ressort de la médication hydro-minérale, mêmes les névroses utérines.

Maladies des reins et de la vessie. — « Nous n'avons vu aucun des malades affectés de douleurs néphrétiques ne pas être soulagés d'une manière prompte et remarquable sous l'influence des eaux.

. « Un ecclésiastique, après avoir éprouvé des accès de néphralgie qui l'avaient jeté dans un état de débilité profonde, en laissant dans les régions lombaires des douleurs sourdes qui rendaient la marche presque impossible, n'a pas tardé à trouver une guérison complète à l'aide des bains minéraux et de six à huit verrées d'eau par jour. A moins qu'il n'existe une néphrite aiguë ou une cystite de même nature, les malades affectés de toute autre lésion des voies urinaires, se trouveront bien des eaux de St-Alban.

Polyémie.

« L'état pléthorique sanguin, partiel ou général, se présente ordinairement sous deux modes bien différents, le mode actif et le mode passif. Nousnous représentons la pléthore active comme une production exubérante d'un sang éminemment plastique, ce qui implique la prédominance d'activité fonctionnelle des appareils qui président à la formation des sucs nourriciers, à la composition et à l'élaboration secondaire du sang. Le tempérament sanguin exagéré en est l'expression lorsqu'il est privé du bénéfice des hémorrhagies spontanées. Ce genre de pléthore détermine souvent, dans l'âge mûr, des congestions locales ou un état d'obésité graisseuse qui affaiblit les vaisseaux, entrave la circulation capillaire et dispose les organes à des fluxions sanguines mixtes et même par stagnation, contre lesquelles les saignées générales ou locales n'ont plus aucune prise avantageuse.

« La pléthore passive est rarement primitive, plus souvent locale que générale. Elle n'est générale que dans le cas d'obstacle mécanique au retour du sang dans le ventricule droit, ou dans une ampliation prédominante de l'appareil veineux sur l'appareil artériel, qui rompt l'équilibre entre les deux circulations inverses, amène des stases veineuses plus ou moins étendues, et finalement l'état variqueux des membres inférieurs, des organes abdominaux, et toutes ses conséquences ; telles que des érysipèles, des furoncles sans cesse renaissants, des ulcères atoniques, des dartres, etc. C'est par suite de la même cause que surviennent les congestions des sinus crâniens qui tiennent les individus obèses, à col court, à respiration embarrassée, sous le coup imminent d'une attaque d'apoplexie plutôt séreuse que sanguine.

« Qui n'a pas vu, surtout chez les femmes, à la suite de cette pléthore, et même aussi de la première, les règles se supprimer, la graisse envahir tous les tis-

sus, déformer, par son excès, toute l'habitude extérieure, gêner le jeu de toutes les fonctions, produire la
dyspnée, la respiration ronflante, des étourdissements,
des céphalalgies habituelles, des tintements d'oreille,
un affaiblissement de la vue, l'enflure des membres inférieurs en totalité, avec tension, douleur, engourdissement, presque impotence.

« Les individus affectés de la pléthore active, générale
surtout, ne retireraient, sans doute, de l'emploi des
eaux de St-Alban, qu'une aggravation qui ne serait pas
sans danger. Mais ceux qui sont en proie à la seconde
espèce, ceux qui, après avoir été long-temps tourmentés par l'exubérance sanguine artérielle, sont tombés
dans la dégénération graisseuse, dont la perte de ressort des vaisseaux rend les évacuation sanguines impuis-
santes, trouveront, au contraire, dans ces mêmes
eaux, une médication parfaitement appropriée à leur
état.

« La chaleur étant essentiellement contraire à la ré-
plétion des vaisseaux sanguins, de quelque nature qu'elle
soit, nous ne connaissons que les eaux froides et, en
première ligne, les eaux acidules salines qui soient indiquées en pareil cas, et encore faut-il souvent y préparer les malades par la saignée.

« Les bains, en général, conviennent moins ici que la
boisson : celle-ci doit être abondante (1). Les bains ne
doivent pas être prolongés long-temps, leur température

(1) Comme le gaz acide carbonique est un stimulant sanguin,
nous recommandons ici aux malades, surtout à ceux chez lesquels les congestions ont lieu à la tête, de laisser évaporer le gaz
avant de boire.

peu élevée ; et dans le cas de fluxions habituelles du côté
de la tête , si quelquefois on croit devoir les prescrire , il
faut toujours leur adjoindre les affusions en lotions fraîches sur le crâne. »

Congestion cérébrale habituelle.

« **Mad. Dussel** , de Chalus (Loire), est âgée de 68
ans , elle est grasse , sanguine ; à chaque époque menstruelle elle éprouvait constamment de vives douleurs utérines , et les pertes de sang étaient peu considérables.
Depuis la cessation de la menstruation , survenue à l'âge
de 51 ans, elle a été prise de chaleurs à la tête , de céphalalgie , étourdissements , coloration de la face , fai-
blesse de la vue , tintements d'oreille , enfin de tous les
symptômes qui caractérisent la congestion sanguine de
toute la tête , au point de faire craindre souvent une
attaque formelle d'apoplexie : plus tard, il s'y était joint
un embarras dans la circulation hépatique , le foie s'é-
tait engorgé ; toute la région de l'hypocondre droit et de
l'épigastre était devenue douloureuse , la peau avait pris
une teinte ictérique.

« Les évacuations sanguines n'avaient point été épar-
gnées ; dans le principe elles soulageaient pour quelques
temps ; mais bientôt elles cessèrent d'être utiles et même
elles parurent favoriser les recrudescences de l'état con-
gestionnel, qui finit par devenir permanent. La malade
ne pouvait se promener sans le secours d'un bras, à raison des étourdissements fréquents qu'elle éprouvait.

D'ailleurs, elle avait conservé son embonpoint et beaucoup d'appétit.

« Envoyée à St-Alban , en 1840, elle y but les eaux pendant vingt jours et ne prit point de bains. Depuis lors , les symptômes ci-dessus s'amendèrent beaucoup. En 1841 , les eaux rendirent son état de santé encore plus satisfaisant. Après m'avoir fait cet historique , la saison dernière à St-Alban, elle ajouta qu'elle se sentait à peu près guérie ; qu'elle avait perdu beaucoup de son embonpoint depuis l'année dernière ; qu'elle n'avait plus que très-rarement le sang à la tête; que son médecin lui ayant assuré qu'à son âge on ne pouvait consolider une guérison qu'en insistant long-temps sur le traitement par lequel on avait été assez heureux pour l'obtenir, elle se proposait de venir toutes les années boire les eaux pendant une quinzaine de jours. C'est ce qu'elle a fait cette saison , sous mes yeux , buvant dix à douze verrées par jour et s'en trouvant bien. »

DIXIÈME OBSERVATION.

Congestion cérébrale ; — Aliénation mentale momentanée.

« Mad. B..., âgée de 35 ans, d'un tempérament sanguin-lymphatique , d'une grande sensibilité morale , éprouva un profond chagrin il y a deux ans : immédiatement après, exaltation intellectuelle avec chaleur à la tête , coloration de la face, injection des yeux , rigidité de la nuque , irrégularité de la menstruation , constipation ; cet état de sur-excitation cérébrale sans fièvre , persiste pendant deux mois, et rétrograde enfin, soit par le bénéfice du temps, soit sous l'influence du traitement antiphlogistique qui fut mis en usage. La raison était parfaitement revenue ; mais la tête était restée le siége d'une pléthore locale presque continue, caractérisée par une coloration foncée des joues avec chaleur qu'augmentait toujours un air renfermé et chaud, l'action du soleil et généralement d'une chaleur quelconque. Cette injection de la face avait même fini par dégénérer en hypertrophie avec développement très-apparent d'une arborisation capillaire ; il existait, de plus, des migraines violentes tous les mois, accompagnées de vomissements et d'une morosité extrême ; il y avait habituellement lourdeur de tête et des bourdonnements d'oreille ; la menstruation était assez régulière, mais l'écoulement sanguin avait diminué de moitié ; le sommeil était pénible et troublé par des rêves fatigants, l'appétit très-capricieux. Cette femme, chargée d'enfants, très-rangée, très-sobre, seule à la tête d'une auberge travaillait beaucoup, mais elle ne se plaignait que de l'influence qu'avait la chaleur des fourneaux et du charbon sur sa pauvre tête.

« Tous les quarante jours, à peu près, elle se posait des sangsues aux cuisses, qui la soulageaient pendant quelques jours. L'année dernière, les sangsues n'ayant pas produit l'amélioration ordinaire, elle a été envoyée à St-Alban ; elle y a bu les eaux pendant vingt jours, et depuis elle a été beaucoup moins tourmentée par ses maux habituels. Nous l'avons revue cette saison : depuis deux mois la pléthore cérébro-faciale était revenue et l'avait jetée dans une grande tristesse ; les digestions se faisaient mal, l'estomac était fréquemment distendu par les vents et par des douleurs de nature névralgique.

« Elle est mise à l'usage des eaux en petite quantité d'abord, puis nous avons graduellement augmenté les doses jusqu'à quinze verrées par jour ; des bains ont été pris, en premier lieu, debout, pendant quinze à vingt minutes, et seulement à mi-cuisse, à la température de 28 degrés : puis entiers et à 18 degrés, pendant trois quarts d'heure, avec application d'eau plus froide sur la tête et sur la face. De plus, longues promenades matin et soir; repos pendant la chaleur du milieu de la journée; régime mixte, humectant, privation du vin, boisson d'eau minérale pendant les repas.

« La malade est partie au bout de vingt jours, ayant recouvré toutes ses facultés digestives et la tête presque entièrement débarrassée.

« Il est bien à craindre que, d'après les dispositions morbides particulières de cette femme, son genre de profession, qui l'oblige à subir l'influence contraire de la chaleur et des émanations des fourneaux de cuisine; qui lui impose, avec un travail forcé, les sollicitudes d'une surveillance active et souvent contrariée, ne rappelle encore les mêmes maux. Mais quelle est la médication qui peut se targuer de guérir radicalement une affection chronique fonctionnelle devenue, pour ainsi dire, constitutionnelle, lorsque surtout le malade n'abandonne pas le milieu sous l'action duquel est née et s'entretient la lésion actuelle ?

Lésions pulmonaires et laryngées.

« Il en est des affections de l'appareil laryngo-pulmonaire, comme de toutes celles que nous venons de pas-

ser en revue , sont-elles sous la dépendance d'une irritation sanguine active, d'une constitution sèche , irritable , non dans le sens purement nerveux cérébral , mais
dans celui de la sensibilité ganglionnaire vasculaire ? les
eaux de St-Alban , loin de les améliorer, pourront, au
contraire, les aggraver. Mais elles leur seront favora-
bles dans le cas où ces affections seraient entretenues
par une diathèse humorale quelconque , par un état ca-
tarrhal , névralgique ou congestionnaire asthénique, une
répercussion dartreuse, une suppression d'hémorrhagie.
Les symptômes même de phthisie se modifieront d'une
manière merveilleuse s'ils sont dus à un élément scrophuleux, dartreux ou syphilitique. Mais on conçoit que
dans ces diverses circonstances l'emploi de l'eau minérale doit être modifié, que celle-ci a besoin d'être amal-
gamée avec d'autres liquides , telles que le lait , des
sirops appropriés , des décoctions , soit mucilagineuses,
soit sudorifiques , etc. Sa température également a besoin d'être quelquefois élevée ; les bains conviennent rarement ; l'adjonction du gaz acide carbonique est le plus
ordinairement de la plus grande utilité dans ces affections
des organes respiratoires, ainsi qu'on le verra dans le
chapitre suivant consacré à cet agent gazeux.

« Il n'est pas une des observations pratiques que nous
venons d'exposer sur la valeur thérapeutique des eaux
acidules gazeuses salines de St-Alban , qui n'aient été
faites également à l'occasion des eaux de Selters (1) ,

_____

(1) Ces eaux contiennent une assez grande quantité de chlorure de sodium dont celles de St-Alban sont presque dépour-
vues ; mais il est facile d'y remédier, pour les circonstances où
la présence de ce sel paraîtrait utile.

leurs véritables congénères , par les princes de la médecine allemande. Ces médecins , notez le bien , n'étaient
pas attachés à l'établissement de ces eaux , tels que
Fréd. Hoffmann , Hufeland, Richter, etc. ; leur opinion
était donc tout-à-fait désintéressée. Leur jugement sur
ces eaux me tiendra lieu de résumé.

« L'illustre Hoffmann , dans sa *Medicina consultaria*
(1727) , recommande cette eau contre les obstructions
du poumon , les divers désordres de la menstruation et
du flux hémorrhoïdal , contre certains écoulements ; il
l'a administrée avec succès dans la colique convulsive ,
l'asthme spasmodique , la flatulence et l'hypochondrie ,
les maladies hystériques , les calculs biliaires , l'affaiblissement des nerfs avec altération des humeurs , les
spasmes de la vessie , les coliques néphrétiques chroniques et , en général , toutes les maladies des reins et de
la vessie et dans plusieurs affections de l'utérus ; il la
recommandait coupée avec du lait dans la phthisie sans
crachement de sang , la regardant comme la seule eau
minérale dont les phthisiques pussent faire usage sans
craindre d'irriter la poitrine. (Voyez notre observation
dans le chapitre suivant.) Je suis entièrement persuadé,
dit Zimmermann , que l'eau de Selters exerce un pouvoir
des plus salutaires sur les phthisies qui commencent ,
alors que les tubercules n'ont pas encore passé à l'état
de suppuration.

« En 1815 , Hufeland écrivait que cette eau excitait
doucement, favorisait toutes les sécrétions , surtout
celles des voies urinaires, stimulait l'activité des glandes
du système lymphatique et des poumons. Je n'hésite
nullement à dire , continue Hufeland , que de tous les

remèdes contre la phthisie, l'eau de Selters, le lait d'à-
nesse et la mousse d'Islande sont les plus efficaces, mais
que la première l'emporte de beaucoup, surtout quand
elle est unie au lait qui en chasse l'acide carbonique su-
rabondant, trop âpre dans cette circonstance, et notam-
ment lorsqu'il y a expectoration sanguinolente. Il par-
tage d'ailleurs l'opinion d'Hoffmann, relativement aux
autres maladies.

« Le célèbre Richter, professeur à Gœttingen, parle
de l'eau de Selters comme d'un médicament d'une application générale. Ainsi que les médecins précédents, il
en recommande l'usage dans la phthisie pituiteuse et dans
la même catégorie des maladies.

« Le docteur Vetter, de Berlin, en parle dans le même
sens. Rien ne saurait mieux combattre, dit-il, la dys-
crasie scrophuleuse, même dans le cas où elle serait passée à l'état de phthisie tuberculeuse; il la vante aussi
dans les cas de congestion sanguine, en recommandant
de laisser évaporer le gaz avant de boire l'eau, et la
croit propre, comme Hoffmann, à combattre les ten-
dances à l'apoplexie.

« Si les eaux de St-Alban n'ont pas la réputation des
eaux de Selters, c'est que sa clinique n'a jamais été
publiée. »

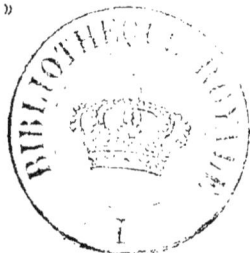

LYON, IMP. DE MARLE, RUE ST-DOMINIQUE, 15.

www.ingramcontent.com/pod-product-compliance
Lightning Source LLC
Chambersburg PA
CBHW061202220925
32969CB00045B/1567